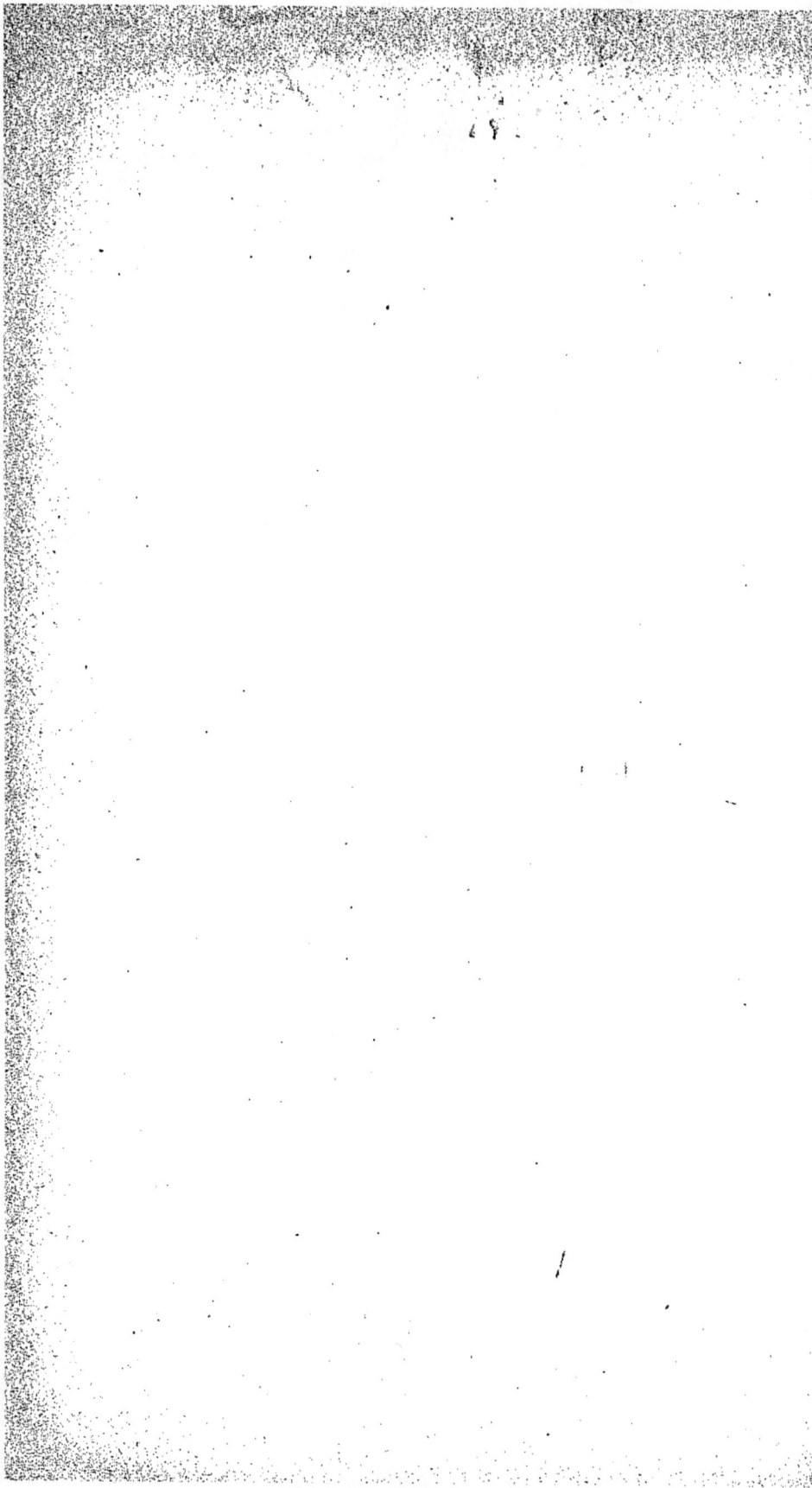

CONTRIBUTION A L'ÉTUDE

DE LA

SPLÉNO-PNEUMONIE DE GRANCHER

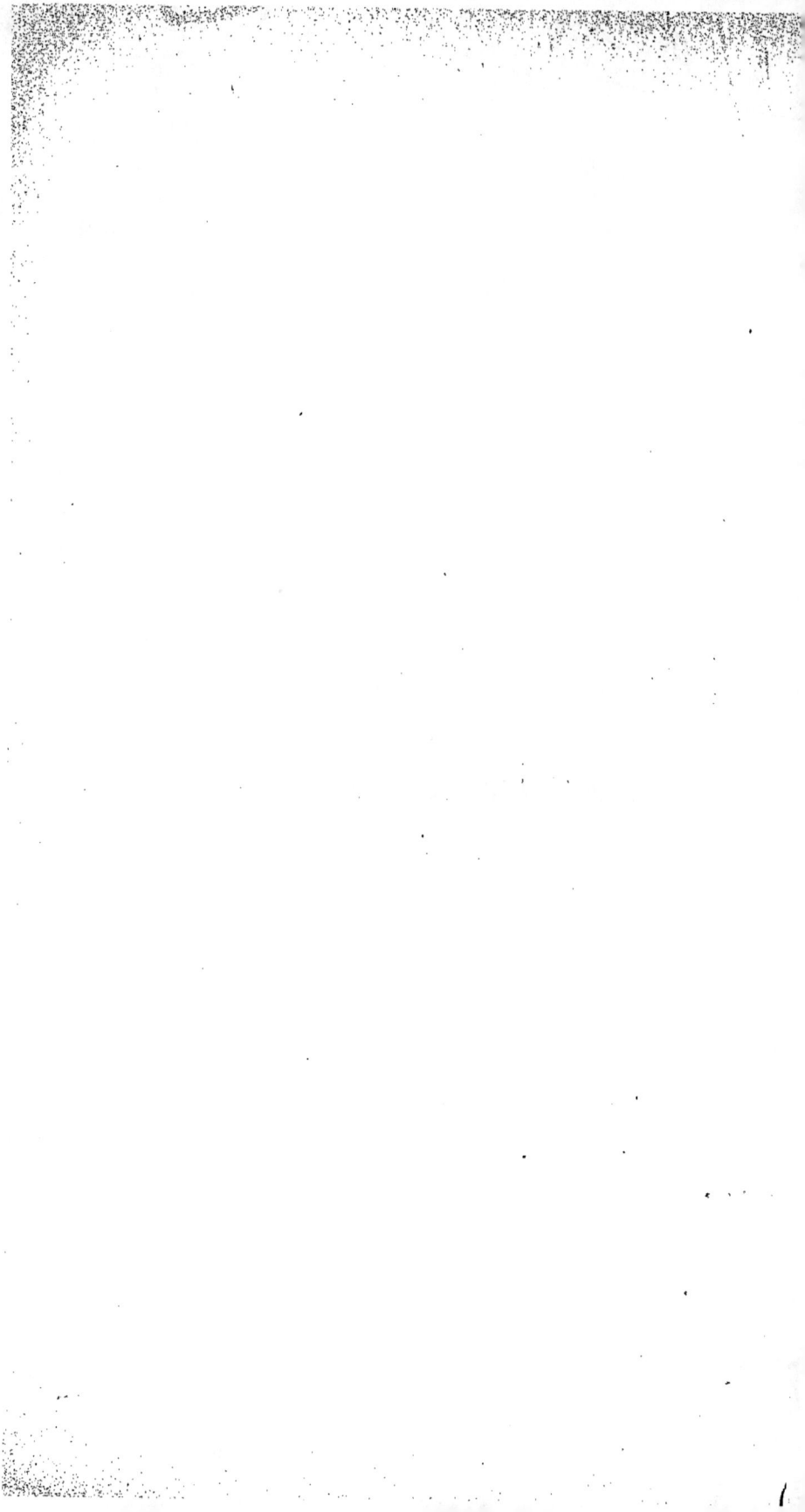

CONTRIBUTION A L'ÉTUDE

DE LA

SPLÉNO-PNEUMONIE DE GRANCHER

PAR

Roman WELMAN

DOCTEUR EN MÉDECINE

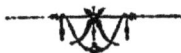

———— 🜚 ————

MONTPELLIER
IMPRIMERIE FIRMIN ET MONTANE
Rue Ferdinand-Fabre et Quai du Verdanson
1918

PERSONNEL DE LA FACULTE

Administration

A MA MÈRE

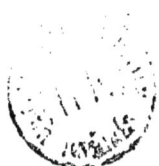

A MON PÈRE

A MES PARENTS ET AMIS

R. WELMAN.

A MON PRÉSIDENT DE THÈSE
MONSIEUR LE PROFESSEUR RAUZIER
CHEVALIER DE LA LÉGION D'HONNEUR
PROFESSEUR DE CLINIQUE MÉDICALE
A LA FACULTE DE MÉDECINE DE MONTPELLIER

A MON JURY DE THÈSE

A TOUS MES MAITRES
DE LA FACULTE DE MÉDECINE DE MONTPELLIER

R. WELMAN

A MONSIEUR LE DOCTEUR Edouard GRINDA

CHEVALIER DE LA LÉGION D'HONNEUR

MÉDECIN-MAJOR DE PREMIÈRE CLASSE

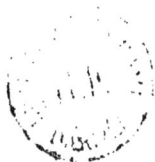

A MONSIEUR LE DOCTEUR P. DRAPIER

MAIRE DE RETHEL

CHIRURGIEN A L'HOPITAL SAINT-ROCH, A NICE

A MONSIEUR LE DOCTEUR E. BONNET

A MON AMI D'INTERNAT Octave MILHE

R. WELMAN.

A cette heure solennelle, nous sommes très heureux de pouvoir exprimer l'assurance de toute notre reconnaissance et de nos plus sincères remerciements à l'administration de l'hôpital Saint-Roch, à Nice, pour l'aimable accueil qu'elle nous a témoigné pendant les quatre années de notre internat.

R. WELMAN.

CONTRIBUTION A L'ÉTUDE

DE LA

SPLÉNO-PNEUMONIE DE GRANCHER

CHAPITRE PREMIER

INTRODUCTION. — HISTORIQUE

Le diagnostic de la pleurésie avec épanchement a longtemps reposé uniquement sur une série de signes considérés comme pathognomoniques depuis Laennec et son célèbre *Traité de l'auscultation* ; matité, abolition des vibrations, silence respiratoire et égophonie. Mais la pratique de la ponction exploratrice et de la thoracentèse donna lieu à d'assez nombreuses surprises, et bien des fois la stupéfaction du médecin fut grande lorsqu'en ponctionnant un malade chez lequel il avait constaté tous les signes décrits par Laennec, il s'aperçut que la plèvre ne contenait pas une goutte de liquide. Avant même l'époque où la pratique régulière de la ponction permit de faire assez souvent cette constatation, quelques cas avaient été signalés dans lesquels l'autopsie avait montré l'absence complète d'épanchement, alors que, pendant la vie du malade, tous les signes classiques de celui-ci avaient été nettement perçus. Les auteurs qui rapportent ces faits, tels que Verliac, Léviste, Rommelaere, Constantin Paul les signalent avec surprise sans en fournir aucune explication' et l'on sent que, même devant l'évidence de leurs constatations, ils hésitent à mettre en doute le dogme posé par le grand maître de l'auscultation. Cependant, vers la même époque, Woillez, dans son *Traité des maladies aiguës de l'appareil respiratoire* paru en 1872, signale l'existence de congestions pulmonaires présentant tous les signes de la pleurésie avec épanchement : « Dans les expressions si différentes que l'hyperémie pulmonaire affecte, écrit-il, il en est une qui pourrait souvent en imposer pour la pleurésie : c'est lorsque la congestion est caractérisée par de la matité et par une faiblesse extrême du bruit respiratoire, jointes à la douleur du côté. Si j'ajoute que deux fois j'ai entendu une voix égophonique manifeste au niveau des poumons qui n'étaient certainement qu'hyperémiés ainsi que le démontra l'autopsie, on concevra facilement comment la méprise pourrait avoir lieu. » Woillez signale aussi plus loin que l'on peut confondre aussi avec une pleurésie « la congestion qui existe au début d'une fièvre éruptive comme je l'ai constaté pour la variole, ou, enfin, avec la fièvre gastrique ». Dans le même ouvrage, Woillez indique les signes qui permettront de distinguer la congestion simple d'un épanchement pleural.

Les remarques de Woillez passèrent assez inaperçues, ainsi que les observations qui les confirmaient, jusqu'au moment où, en 1893, Grancher fit, à la Société médicale des hôpitaux, la célèbre communication où il établissait qu'entre la congestion de Woillez et la pneumonie lobaire franche, à côté de la broncho-pneumonie, « il existe un état morbide du poumon, sorte de pneumonie subaiguë, qui simule une pleurésie avec épanchement moyen et qui mérite une description et une dénomination propres. » La dénomination qu'il proposait était celle de *spléno-pneumonie* qui a tout de suite acquis droit de cité dans la pathologie.

En effet, à mesure que se répandait davantage l'usage de la ponction, les faits se multipliaient où, malgré la présence indiscutable de signes nets de pleurésie, le trocart ne ramenait pas de liquide. Toute une série de travaux, à la suite du mémoire de Grancher, vinrent confirmer l'existence de la spléno-pneumonie et décrire les signes qui peuvent permettre de ne pas la confondre avec une pleurésie à épanchement.

Queyrat (*Rev. de méd.*, 1885 et 1886) consacre plusieurs articles à cette question sur laquelle il revient encore, dans la *Gazette des Hôpitaux*, en 1892. Bourdel (Th. Paris, 1886) en fait une très remarquable et très complète étude. Bouieli, en 1886 aussi, publie une intéressante observation avec autopsie. Citons aussi une leçon de Grancher, publiée dans le *Bulletin médical* en 1888, et un article de lui sur le même sujet dans son *Traité des maladies de l'appareil respiratoire*. La thèse de Mlle Brandhendler (Paris, 1890) rassemble les cas de spléno-pneumonie observés chez l'enfant. De Viville (1889), Berthier (1891), Mangiurea (1891) publient un certain nombre d'observations.

Citons enfin quelques thèses : celles d'Alfaro (Buenos-Ayres, 1892), de Desdouits (Montpellier, 1902), Hurriez (Lille, 1901), Makereel (Lille, 1898), Waïtz (Paris, 1897), Peyronnet (Montpellier, 1907), Le Camus (Bordeaux, 1907), Ducatillon (Lille, 1908), etc.

Il nous a été donné récemment, en fréquentant le service de M. le professeur Rauzier, d'observer presque

simultanément deux cas de spléno-pneumonie assez
différents, par certains aspects de leur évolution, du
schéma classique depuis Grancher. Nous rapporterons
tout d'abord ces deux observations à propos desquelles
nous discuterons quelques points de symptomatologie.

OBSERVATIONS

OBSERVATION PREMIÈRE

D... Georges, dix neuf ans, cultivateur, entre, le 25 février 1918, à l'hôpital suburbain, dans le service de M. le professeur Rauzier, salle Castan, lit n° 17. Il est malade depuis sept jours seulement. Très bien portant avant, il a ressenti, il y a sept jours, quelques frissons légers ; en même temps, il se mettait à tousser un peu, mais ne crachait pas et n'avait ni dyspnée ni point de côté. Au bout d'un ou deux jours, il a dû garder le lit : il se sentait très mal à l'aise, avait une fièvre assez élevée (39 degrés environ), souffrait de la tête et ne dormait pas ; l'appétit était nul, mais il n'y avait pas de troubles digestifs ni de diarrhée. Il n'y a pas eu non plus d'épistaxis. Voyant cet état se prolonger, les parents du malade l'ont fait entrer à l'hôpital.

On se trouve en présence d'un malade maigre qui ne paraît pas dyspnéique, mais dont la parole est souvent entrecoupée par une petite toux sèche. La température est de 39°1, les urines sont normales. Il nous dit n'avoir jamais eu aucune maladie et avoir toujours été robuste. Ses antécédents héréditaires n'offrent rien à noter.

L'auscultation du thorax en avant ne révèle rien d'anormal, mais, en arrière, on note une matité absolue à la base gauche, avec disparition presque complète des vibrations et obscurité respiratoire très marquée. Il n'y a pas de râles, même à la toux, mais il existe un souffle très intense dans toute l'étendue de la région mate, souffle expiratoire à timbre un peu particulier, légèrement métallique. Il n'y a pas de pectoriloquie aphone, mais il y a un léger degré d'égophonie.

Le cœur est normal. Tous les autres organes sont également normaux.

27 février. — L'état du malade ne s'est pas modifié, mais il tousse davantage. Il ne crache pas du tout et la gêne respiratoire est insignifiante. La température reste au voisinage de 39 degrés.

L'examen, toujours négatif en avant, montre, en arrière, une matité occupant la moitié inférieure du poumon gauche avec abolition des vibrations et souffle pleural très marqué. Il y a de l'égophonie et de la pectoriloquie aphone, mais, quand on fait tousser le malade, on perçoit après la toux quelques râles fins très superficiels.

2 mars. — Le malade se plaint de dyspnée. La matité s'étend sur toute la hauteur à gauche, en arrière. Mais il n'y a pas de matité en avant.

4 mars. — Dyspnée très marquée. Température, 39°8. Toux fréquente et sèche ; pas d'expectoration.

En avant : skodisme à la clavicule gauche. Submatité dans la région moyenne, matité à la base gauche. Respiration obscure sur toute la hauteur avec souffle doux. Egophonie et pectoriloquie aphone. Légers râles à la toux. Rien à droite. Espace de Traube conservé.

En arrière : mêmes signes qu'en avant.

Le *cœur* paraît légèrement dévié, et le maximum des bruits se perçoit au voisinage de l'appendice xyphoïde.

Le diagnostic est resté hésitant depuis le début entre l'épanchement pleural et la spléno-pneumonie ; malgré la présence de quelques râles fins à la toux, qui inclinent à adopter la deuxième hypothèse, on décide de faire une ponction exploratrice à cause de l'étendue des signes perçus en avant et de la déviation légère du cœur. Cette ponction reste blanche, aucune goutte de liquide n'apparaît dans le trocart.

6 *mars*. — Dyspnée intense. Respiration, 32. Température, 38°5. Le malade, qui, jusqu'ici, n'avait pas eu de point de côté, accuse une douleur vive à gauche.

En avant : matité sur toute la hauteur à gauche, y compris la clavicule. Silence respiratoire à peu près complet. Souffle étendu. Pas de râles, même à la toux. Vibrations abolies. Espace de Taube normal.

En arrière : matité à gauche sur toute la hauteur ; vibrations abolies. Silence respiratoire, souffle un peu rude, égophonie et pectoriloquie aphone. Pas de râles, même à la toux.

Le maximum des bruits du cœur se perçoit toujours au voisinage de l'appendice xyphoïde.

Une nouvelle ponction ramène environ 10 centimètres cubes de liquide citrin, puis de la mousse sanglante. Il est donc bien établi qu'il n'y a pas d'épanchement dans la grande cavité pleurale et qu'il n'existe qu'une très mince lame de liquide entre la plèvre et le poumon.

Il s'agit bien d'une spléno-pneumonie. La mesure du périmètre thoracique ne montre pas de différence entre les deux côtés.

12 *mars*. — Le malade est moins dyspnéique. Il tousse toujours et présente une légère expectoration muco-

purulente qui ne contient pas de bacilles de Koch, mais contient de nombreux pneumocoques.

La matité, l'obscurité et le souffle persistent à gauche, mais un peu de sonorité 'est revenue en avant, dans la région du sommet. La fièvre reste au voisinage de 38 degrés.

17 *mars*. — Le malade se sent mieux, ne crache plus, mais tousse encore. Le point de côté et la dyspnée ont disparu. La température ne dépasse pas 38°5 le soir. La sonorité est redevenue bonne à gauche et en avant. En arrière, il persiste de la matité dans la moitié inférieure, avec obscurité, souffle, égophonie. Il n'y a pas de râles.

Un vésicatoire est appliqué.

25 *mars*. — Pas de modification de l'état local. La température est normale le matin, pour atteindre encore 38 degrés le soir. Il y a quelques douleurs légères à gauche dans les fortes inspirations.

3 *avril*. — Pas de modification des signes d'auscultation. La fièvre dépasse encore 38 degrés le soir ; il n'y a rien du côté des sommets ; le malade ne crache pas.

15 *avril*. — L'état général est bon, mais il y a toujours une fièvre légère le soir, avoisinant 38 degrés. En avant, l'auscultation est normale. En arrière, il existe encore de la matité et de l'obscurité à la base gauche, mais le souffle a disparu.

Vers la fin d'avril, la rétrocession des signes était à peu près complète, mais la température n'était pas encore normale. L'examen minutieux des sommets n'a révélé aucune anomalie. Le malade a quitté l'hôpital vers le 25 mai. Il était apyrétique depuis une dizaine de jours, son état général était bon et il ne restait absolument rien à l'auscultation. Cependant, la mensuration du thorax révélait une atrophie de 2 centimètres du côté gauche.

Observation II

G... Etienne, dix-sept ans, détartreur, entre, le 17 mai 1918, dans le service de M. le professeur Rauzier, salle Bichat, lit n° 24.

Il y a six jours, brusquement, en pleine santé, G... a dû s'aliter, pris d'un mal de tête violent et d'une douleur à la base gauche. Il n'a pas eu de grand frisson, mais a ressenti toute la nuit des frissonnements légers. Depuis, il tousse un peu, ne crache pas du tout, souffre un peu de son côté gauche, et a de la fièvre. Il n'a pas de dyspnée, n'a eu à aucun moment des crachats rouillés.

L'appétit est nul, mais il n'y a pas de troubles digestifs. La céphalée s'est calmée ; le malade reste cependant agité, énervé, et ne peut pas dormir. Sa température, le soir de son entrée, atteint 40 degrés. Le lendemain matin, elle est à 39°8. Il n'y a pas d'albumine dans les urines.

Le malade, de complexion très robuste, n'a jamais été malade avant ; les parents sont bien portants et il appartient à une famille de douze enfants, tous en bonne santé.

Examen. — *En avant* : aucune matité. Légère obscurité relative de la respiration à la base gauche.

En arrière : matité à la base gauche. Respiration très obscure. Vibrations abolies. Pas de souffle, même à la toux ; pas de râles, pas de pectoriloquie ni d'égophonie.

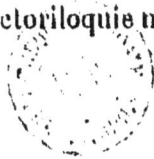

2

Cœur normal, non dévié.

Langue un peu sale, rien à l'abdomen. Rien ailleurs.

21 *mai*. — Température toujours élevée (39'5). Le malade tousse, mais ne crache pas du tout. Il n'est pas dyspnéique. Les signes d'auscultation étant les mêmes, on pense à la possibilité d'une pleurésie enkystée et une ponction est décidée Elle ,ne ramène pas une goutte de liquide.

23 *mai*. — Un souffle doux, assez léger, apparaît dans la zone mate qui ne s'est pas étendue. La respiration est toujours très obscure. Il y a de l'égophonie et, à la toux, quelques *râles fins* très nets et superficiels.

26 *mai*. — La température est normale, mais les signes locaux persistent. Un vésicatoire est appliqué.

30 *mai*. — L'état local s'est un peu modifié ; le souffle et les râles ont disparu Mais il persiste de la submatité et de l'obscurité.

16 *juin*. — Le malade quitte l'hôpital guéri. Sa base gauche est encore très légèrement submate et la respiration s'y perçoit un peu moins bien qu'à droite.

CHAPITRE II

ETUDE CLINIQUE

Beaucoup des observations publiées depuis Grancher sont venues modifier un peu le tableau peut-être un peu trop schématique qu'il avait fait de la spléno-pneumonie. Les deux que nous venons de reproduire, par certains points que nous signalerons, s'écartent un peu de cette description, mais cependant rentrent, sans doute possible, dans la catégorie des faits décrits par Grancher. Depuis ses publications et celles de ses élèves, il est arrivé assez souvent que l'on a confondu, avec le type assez individualisé décrit par lui, nombre de formes de congestion pulmonaire. Il est, en effet, des cas où la distinction est assez subtile à faire ; la congestion pulmonaire revêt un polymorphisme extraordinaire, et certaines de ses formes, telles que la forme sans expectoration ou la forme traînante et prolongée de Rénon, peuvent donner un tableau analogue à celui décrit par Grancher. Il est d'ailleurs classique de décrire la spléno-pneumonie comme une forme de congestion pulmonaire. Mais il est nécessaire, si l'on ne veut pas élargir par trop son cadre, de faire une critique assez serrée des observations publiées. Gallois, entre autres, en rapporte une série dont quelques-unes sont certainement des congestions pulmonaires banales.

L'*invasion* de la maladie est habituellement brusque ; parfois, on note, dans les jours qui précèdent, du malaise et un peu de bronchite. Mais, le plus souvent, le début se fait brutalement, en pleine santé, par des frissons légers répétés, — on n'observe à peu près jamais le grand frisson unique de la pneumonie, — et parfois par un point de côté.

Notre observation II est bien classique par son mode de début ; la première présente cette particularité que le début n'a été marqué par aucun phénomène respiratoire, alors que ceux-ci s'installent d'ordinaire tout de suite. Le malade a eu des frissons, du malaise, mais la toux n'est apparue que plusieurs jours après, et le point de côté plus tard encore. Ceci n'est pas d'ailleurs une exception très rare ; ce qui ne manque jamais au début, se sont les frissonnements légers et répétés analogues à ceux du début de la pleurésie. Les signes fonctionnels respiratoires peuvent n'apparaître que plus tardivement.

Ils sont, d'ailleurs, d'intensité variable, et, à ce point de vue, nos observations sont intéressantes à comparer. Tandis que, dans la première, les signes respiratoires fonctionnels ont tardé à apparaître, ont débuté de façon insidieuse pour n'atteindre toute leur intensité qu'au bout de plusieurs jours, dans la seconde, la maladie a débuté presque comme une pneumonie, — moins le frisson, — par une douleur vive à la base et par de la toux. Tous ces modes de début ont été observés, et Queyrat signale même des cas où l'invasion de la maladie s'est faite par des symptômes intenses rappelant tout à fait ceux de la pneumonie : point de côté violent, toux fréquente, dyspnée pouvant aller jusqu'à l'orthopnée. Dans quelques cas (deux cas de Mangiurea, un autre recueilli dans le service de M. le professeur Carrieu et publié dans la thèse de Peyronnet, par MM. Romant et Guignot), il y a eu, dès le début, une expectoration sanguinolente ou même franchement sanglante.

Le point de côté est souvent intense, quoiqu'il le soit habituellement moins que dans la pneumonie. Il manque presque toujours chez l'enfant. Il est bien calmé par les ventouses scarifiées, et, souvent même d'ailleurs, la simple ponction exploratrice suffit à le calmer. Même sans traitement, il ne persiste guère au bout de quelques jours. Mais il peut rester pendant longtemps, comme chez le malade de notre observation première, une douleur légère et très tenace, gênant surtout les fortes inspirations.

La toux, plus fréquente qu'elle n'est dans la congestion de Woillez, rappelle celle de la pleurésie ; elle est sèche et quinteuse, ne s'accompagne pas d'expectoration dans les premiers jours ; plus tard, une expectoration aérée gommeuse apparaît souvent, mais il est des cas, comme celui de notre deuxième malade, où l'expectoration reste nulle pendant toute la maladie. Au contraire, parfois, et nous l'avons constaté passagèrement chez notre premier malade, l'expectoration devient muco-purulente.

La température atteint, dès le début, des chiffres élevés comme dans la pneumonie et s'y maintient parfois plusieurs jours, mais la courbe thermique est beaucoup plus capricieuse que dans la pneumonie et même que dans la congestion pulmonaire ordinaire.

A l'examen, on constate tout d'abord — et par là nos deux cas rentrent dans la règle — que c'est à peu près toujours le côté *gauche* qui est malade. On n'a pu trouver aucune explication satisfaisante de ce fait qui est d'observation banale.

L'*inspection* montre que le thorax reste immobile du côté malade. Cette immobilité traduit habituellement une augmentation de périmètre du côté malade qui, d'après Queyrat, serait constante chez l'adulte et manquerait toujours chez l'enfant. En réalité, même chez l'adulte, cette augmentation du périmètre thoracique manque très souvent ; nous ne l'avons pas constatée chez nos malades.

La *percussion* révèle l'existence d'une matité parfois étendue dans la région malade ; cette matité peut être aussi complète que celle de la pleurésie ; elle siège généralement dans les deux tiers inférieurs du poumon, mais elle peut remonter plus haut et exister parfois en avant comme en arrière et sur toute la hauteur. C'est ce qui est arrivé chez le malade de notre première observation.

Les *vibrations* sont abolies dans la zone mate. Méry et Babonneix ont fait remarquer qu'elles reparaissent graduellement à mesure qu'on se rapproche de la région du poumon restée saine. Nous insistons sur tous ces caractères légers, car c'est par eux seuls que l'on peut faire le plus souvent le diagnostic de spléno-pneumonie.

L'*auscultation* permet d'entendre un « souffle expiratoire aigre », qui a tous les caractères du souffle pleurétique et donne à l'oreille, suivant la comparaison de Lasègue, un « son comparable à celui que produit l'émission aphone de la voyelle *i* ou de la voyelle *o* ». Parfois, on entendra aussi, vers la base du poumon, des crépitations fines, mais bien souvent on ne les perçoit que dans les inspirations forcées ou en faisant tousser le malade, et elles peuvent passer inaperçues. Il existe en même temps de la broncho-égophonie qui ne tarde pas à se transformer en égophonie pure, et de la pectoriloquie aphone.

En somme, on constate au complet tous les signes de la pleurésie avec épanchement. Le seul signe anormal est l'existence de râles superficiels ; mais ce signe est très inconstant ; les râles sont peu nombreux, disséminés, fugitifs, ils ne se perçoivent le plus souvent qu'en faisant tousser fortement le malade ; très souvent, ils manquent tout à fait, en sorte que si leur constatation est très importante, leur absence ne suffit pas à éliminer le diagnostic de spléno-pneumonie. Dans nos deux cas, nous avons trouvé ces râles, passagèrement, et ils auraient pu passer inaperçus si l'on n'avait pas pratiqué chez nos malades des auscultations répétées et minutieuses, car ils n'ont pas existé de façon constante.

La confusion avec un épanchement pleural est d'autant plus facile à faire qu'un signe vient parfois s'ajouter à tous les autres, et, ce signe, on est habitué à le constater dans les pleurésies à gros épanchement : nous voulons parler de la déviation du cœur sur laquelle nous insisterons un peu, car nous l'avons observée nous-même chez le malade de notre première observation, et elle est d'une interprétation assez difficile. Il est juste de dire, cependant, que la déviation observée dans la spléno-pneumonie n'est jamais aussi considérable que celle de la pleurésie, et il est possible, même, que, dans la plupart des cas, il y ait simplement une apparence de déviation. Le refoulement de la pointe vers la droite n'arrive à peu près jamais, dans la spléno-pneumonie, à dépasser l'appendice xyphoïde. Le plus souvent même, la pointe n'atteint pas cet appendice, et le maximum des bruits s'observe, comme chez notre malade, au voisinage et à gauche de l'appendice xyphoïde, au niveau de la quatrième ou cinquième articulation chondro-sternale gauche. Cette légère déviation est due à l'augmentation de volume du poumon congestionné. Il se peut aussi que, comme le dit Queyrat, il n'y ait souvent pas de véritable déviation : le tissu pulmonaire hyperémié recouvre le cœur, refoule la pointe en arrière et les bruits sont masqués par la lame pulmonaire interposée, comme ils le sont dans les cas d'emphysème. Mais, dans ces derniers cas, la sonorité de la lame pulmonaire interposée permet de la reconnaître tandis que dans la spléno-pneumonie la matité du poumon malade se substitue tout simplement à celle du cœur. Les explications pathogéniques que nous venons de résumer montrent pourquoi la déviation du cœur n'est jamais aussi complète dans la spléno-pneumonie que dans la pleurésie. Mais le seul fait qu'elle puisse exister rend parfois le diagnostic extrêmement délicat.

Lorsque l'on constate tous ces signes chez un malade, on est tout d'abord tenté de porter le diagnostic de pleurésie, et nombreux sont les cas où seule la ponction vient à l'encontre d'un diagnostic dont on s'était cru certain. Mais, pour peu que l'analyse clinique soit un peu fine, il est impossible de n'être pas frappé par les quelques anomalies que nous venons de signaler au passage : caractères du souffle, timbre un peu spécial de l'égophonie, râles fins fugitifs, déviation cardiaque minime alors que les signes sont ceux d'un gros épanchement, etc. Lorsque l'attention est attirée par ces faits, la pensée d'une spléno-pneumonie se présente à l'esprit, et l'on peut alors rechercher quelques signes ou quelques nuances de signes qui donneront, à défaut d'une *certitude* que seule la ponction peut donner, tout au moins de fortes *présomptions*.

Aucun des signes que nous allons maintenant exposer ne peut permettre d'affirmer le diagnostic ; mais leur groupement donne à celui-ci une base assez solide pour l'asseoir d'une façon suffisante. Il faut toujours les rechercher avec soin dans les cas douteux ; ils permettront d'éviter la déception que cause au malade et au médecin une ponction blanche quand le médecin ne l'a ni prévue ni fait prévoir au malade.

Le premier de ces signes, sur lequel tous les auteurs qui se sont occupés de la question ont beaucoup insisté et que nous avons nous-même constaté dans notre première observation, c'est la *persistance de la sonorité de l'espace de Traube*. Bien entendu, ce signe ne peut servir que dans les pleurésies gauches et n'a d'importance que lorsqu'on constate des signes étendus en avant. C'était le cas de notre malade. Lorsqu'il y a un épanchement abondant dans la plèvre gauche, l'estomac est refoulé par le diaphragme abaissé et la zone sonore de Traube qui correspond à l'estomac devient mate. Cette matité est un bon signe d'épanchement pleural abondant à gauche, bien que Jaccoud ait décrit certains cas de pleurésie cloisonnée dans lesquels l'espace de Traube reste sonore, bien que la plèvre contint plus d'un litre et demi de liquide. Ces cas étant tout à fait exceptionnels, il est certain que, lorsqu'on constate en même temps des signes d'épanchement gauche avec matité antérieure et de la sonorité dans la zone de Traube, on doit penser à la spléno-pneumonie. Il y a là un signe de forte présomption, mais non de certitude.

Dans la spléno-pneumonie droite, ce signe manque. Méry et Babonneix accordent dans ce cas quelque valeur à l'examen du foie, qui est en général abaissé dans les pleurésies à épanchement abondant et qui reste à sa place dans les spléno-pneumonies.

On doit rechercher minutieusement les fines crépitations dont nous avons parlé et qui sont le seul signe véritablement certain ; mais nous avons dit combien il est inconstant et fugace.

Queyrat a beaucoup insisté sur un signe : la déviation sternale, qui n'a pas sans doute toute la valeur qu'il lui attribue, mais qui est cependant un bon signe de présomption. Cette déviation s'apprécie par le *procédé du cordeau* imaginé par Pitres. Une cordelette tendue de la fourchette sternale à la symphyse pubienne divise longitudinalement le sternum en deux parties symétriques. Mais s'il se fait un épanchement dans la plèvre, le thorax « exécute autour de la colonne vertébrale une rotation du côté sain vers le côté malade (thorax oblique ovalaire de Peyrot). Les côtes, dans leur déplacement, entraînent avec elles le sternum, si bien qu'une ligne menée par le plan médian du corps ne coupe plus le sternum en deux parties égales. Le sternum est fortement dévié vers le côté malade. » Dans la spléno-pneumonie, on ne constate habituellement pas cette déviation sternale. Son absence est donc aussi un signe de forte présomption en faveur de la spléno-pneumonie.

Il est des cas où les seuls signes cliniques permettent de faire le diagnostic : lorsqu'un malade présente, en même temps que les signes classiques d'un épanchement à gauche, une expectoration d'aspect gommeux, une égophonie à timbre un peu spécial rappelant plutôt la broncho-égophonie, des vibrations réapparaissant graduellement sur le sommet, un sternum non dévié, un Traube sonore, des crépitations fines vers la base, on peut à près affirmer le diagnostic de spléno-pneumonie, et la ponction exploratrice peut être considérée comme inutile. Dans tous les autres cas douteux, cette ponction est le seul moyen qui puisse permettre d'établir le diagnostic, et il faut hésiter d'autant moins à la pratiquer qu'elle est d'une innocuité parfaite.

Beaucoup de médecins aujourd'hui encore ont tendance à faire cette ponction avec une aiguille trop courte et trop fine. L'aiguille de Roux elle-même n'est pas suffisante, et il est toujours bien préférable d'utiliser une aiguille à ponction lombaire. Sa longueur permet d'être bien sûr que l'on a franchi la paroi et pénétré dans la plèvre, même si celle-ci est épaissie par des fausses membranes par exemple. Son calibre fait qu'elle s'obstrue moins facilement en traversant les tissus et permet au liquide de se frayer plus aisément un passage.

La piqûre du poumon que l'on risque de produire s'il n'y a pas de liquide n'offre absolument aucune gravité et il n'y a pas à s'y arrêter. Les ponctions faites avec des aiguilles ne donnent d'ailleurs que trop souvent des résultats inexacts : en effet, lorsque le liquide pleural est purulent, la ponction exploratrice. même faite avec une aiguille à ponction lombaire, peut parfaitement rester blanche. Le liquide, trop épais, s'engage dans l'aiguille et l'obstrue. Nous avons vu constamment, dans le service de M. le professeur Rauzier, utiliser pour les ponctions exploratrices le trocart moyen de l'aspirateur de Potain. La piqûre du poumon par cet instrument est absolument sans danger, et son calibre lui permet de ne pas s'obstruer, quelle que soit la nature du liquide contenu dans la plèvre. En outre, on a l'avantage que, si la ponction montre qu'il y a du liquide, on peut l'extraire immédiatement sans que le malade ait à subir une nouvelle piqûre. Il y a à la fois gain de temps et gain de sécurité, car un doute peut toujours planer sur le résultat d'une ponction faite avec une a'guille, Quel que soit l'instrument employé, le malade ne court absolument aucun risque, à condition d'opérer sous le couvert d'une asepsie parfaite. Le résul- tat de la ponction est décisif lorsqu'elle est faite avec les précautions nécessaires. Si elle reste blanche, on peut affirmer le diagnostic de spléno-pneumonie.

En 1907, Mosny, dans une communication à la Société médicale des hôpitaux, a essayé de battre en brèche toutes ces conclusions et d'établir les relations les plus étroites entre la pleurésie séro-fibrineuse et la spléno-pneumonie. D'après lui : « 1° Beaucoup d'épanche- ments pleuraux évolueraient en deux phases : une, pleuro-pulmonaire, où l'on constate les signes de la spléno-pneumonie et de l'œdème cortico-pleural ; une seconde, purement pleurale ; dans la première, la ponc- tion reste négative, limitée qu'est l'évacuation du liquide par l'irrétractilité des parois thoraco-pulmonaires ; dans la seconde, l'exsudat pleural ayant augmenté, la ponction ramène sans difficulté du liquide ; 2° la spléno-pneumonie s'accompagnerait toujours d'épanchement pleural, d'ail- leurs minime : quand la spléno-pneumonie reste pure pendant toute sa durée, il se fait communément une exsudation séreuse, généralement peu copieuse, qui ne passerait pourtant pas inaperçue si on prenait la précau- tion d'en rendre l'évacuation possible en mettant en place deux aiguilles. »

La deuxième partie de ces affirmations trouve une vérification - entre autres — dans notre première obser- vation où la ponction a ramené une minime quantité de liquide séro-fibrineux. Mais si cette constatation est juste, il est cependant impossible de souscrire à tout ce

que dit Mosny, et qui tendrait à supprimer la spléno-
pneumonie en tant qu'entité nosologique. De ce qu'il
existe des pleurésies latentes — ou plutôt *bloquées* —
pour l'évacuation desquelles le procédé des deux aiguilles est nécessaire, il ne faut pas conclure que tous les
cas de spléno-pneumonie sont des cas de pleurésies bloquées. En fait, le plus souvent, il n'existe pas du tout
d'épanchement pleural dans la spléno-pneumonie. En
outre, la première phase des épanchements pleuraux, que
Mosny appelle phase pleuro-pulmonaire, est bien connue
depuis longtemps, et c'est une phase de congestion
pulmonaire simple qui n'a rien à voir avec la spléno-
pneumonie.

Cependant, il est certain que le diagnostic de la spléno-
pneumonie avec cette forme de congestion pleuro-
pulmonaire décrite par Potain et Serraud est souvent
difficile. Cette maladie constitue le troisième terme d'un
problème dont les deux autres sont la pleurésie séro-
fibrineuse et la spléno-pneumonie « Dans la première
période, écrivent Méry et Babonneix, on aura l'existence
de la crépitation pleurale ou de frottements plus gros ;
plus tard, s'il existe du liquide, les difficultés seront
encore plus grandes que pour la pleurésie vraie ; car ce
liquide ne sera jamais qu'en lame mince et trop peu
abondant pour amener la disparition de l'espace de
Traube ; ce seront cependant les caractères décrits plus
haut et la ponction qui, en dernière analyse, assureront
le diagnostic. »

Avant d'abandonner cette étude clinique, il nous reste
un mot à dire au sujet des signes que l'on peut constater
dans les parties du poumon restées saines : très souvent,
en effet, on trouve, dans ces régions, quelques signes de
congestion pulmonaire légère, correspondant au schème

numéro 1 de Grancher : vibrations exagérées, son tympanique, respiration supplémentaire, puérile. Ce schème correspond à une simple suppléance fonctionnelle. Mais comme il siège habituellement au sommet du poumon, puisque c'est la base qui est malade, il peut faire penser à une lésion tuberculeuse au début et contribuer à faire errer le diagnostic vers la pleurésie. Lorsque la splénopneumonie est d'origine tuberculeuse, on peut observer le schème numéro 2 de Grancher (V + ; S + ; R —).

Enfin, on note assez souvent du côté sain une exagération de la sonorité et des vibrations thoraciques traduisant la suppléance fonctionnelle qui incombe au poumon sain.

CHAPITRE III

ÉVOLUTION. — FORMES CLINIQUES

L'évolution de la spléno-pneumonie est toujours très lente. On peut, avec Méry et Babonneix, lui décrire trois périodes.

La *période de début*, caractérisée par des symptômes généraux et locaux très marqués, dure en général une huitaine de jours. Au bout de ce temps, le point de côté et la dyspnée disparaissent, la fièvre baisse, mais les signes physiques persistent sans modifications.

Cette sédation relative marque le début de la *période d'état*. Pendant toute la durée de celle-ci, — qui peut atteindre dix jours ou davantage, — la fièvre oscille assez régulièrement et les signes locaux ne se modifient pas.

Puis, le souffle, de pleurétique qu'il était, devient bronchique, l'égophonie redevient, comme au début, de la broncho-égophonie, la matité devient moins absolue, en même temps que les vibrations reparaissent. En outre, des râles se font entendre, d'abord discrets, puis plus volumineux, sous-crépitants à bulles moyennes qui traduisent la rétrocession de la lésion. C'est la *période de déclin* qui peut être fort longue. Lorsqu'elle est terminée, il reste encore de l'obscurité respiratoire, sans matité ni bruits anormaux, qui peut persister des semaines et même des mois entiers.

« Quant au schème sous-clavieulaire, dit Queyrat, dans un cas où nous l'avons cherché sept semaines après le début de la maladie, et alors que le malade avait fait un séjour de convalescence à Vincennes, il était resté le même : c'était toujours un schème de congestion. »

Cette lenteur de l'évolution de la maladie est une de ses caractéristiques. Dans un de nos cas, l'évolution tout entière a duré plus de deux mois, et la fièvre a persisté pendant la plus grande partie de ce temps. La forme du cycle thermique de la maladie est du reste assez variable. Grancher estimait sa durée à une quinzaine de jours, mais elle est souvent beaucoup plus longue.

La terminaison habituelle est la guérison Mais il faut faire quelques réserves au sujet de l'avenir de ces malades. Nous verrons plus loin que fréquemment la spléno pneumonie se montre chez des tuberculeux ou chez des suspects de tuberculose, et il n'est pas rare de voir une tuberculose évoluer ultérieurement chez un spléno-pneumonique guéri. A ce point de vue, les malades qui font des courbes thermiques prolongées, comme notre premier malade, sont fortement suspects, et bien que, à sa sortie de l'hôpital, ses sommets parussent indemnes, nous ne serions pas étonné de le voir nous revenir dans quelque temps avec des lésions bacillaires. Le pronostic à distance de la spléno pneumonie doit toujours comporter quelques réserves.

Les *formes cliniques* sont nombreuses. Queyrat a décrit chez l'enfant des formes *aiguës* et *subaiguës* à allures assez particulières. Mais les deux grandes formes cliniques sont la spléno-pneumonie *grippale* et la spléno-pneumonie *tuberculeuse*.

La spléno-pneumonie *grippale*, très étudiée par Makereel et Lemoine, est, en général, assez déformée. Elle apparaît dans le premier septenaire de la grippe et se caractérise surtout par de l'obscurité respiratoire ; le souffle et l'égophonie manquent très souvent, et l'expectoration est fréquemment tardive ou nulle. Faisans a décrit une forme de spléno-pneumonie grippale à signes très mobiles et variables d'un jour à l'autre, et a tendance à admettre que, dans toutes les formes de spléno-pneumonie, on retrouve cette mobilité de signes. En réalité, toutes les observations publiées infirment cette manière de voir. La longue persistance et l'immutabilité prolongée des signes physiques est, au contraire, un des caractères les plus essentiels de la spléno-pneumonie ordinaire ; nous venons de le souligner.

La spléno-pneumonie tuberculeuse peut se rencontrer soit comme première manifestation d'une tuberculose encore insoupçonnée, soit au cours de l'évolution d'une tuberculose confirmée. Elle ne se différencie guère de la spléno-pneumonie ordinaire que par la persistance de la température. Cependant, on peut en observer plusieurs formes : parfois, elle présente des signes assez mobiles et disparaît rapidement. Ce sont des cas plutôt exceptionnels. Plus souvent, elle se prolonge, les signes physiques ne se modifient pas, la fièvre, irrégulière et à grandes oscillations quotidiennes, ne cède à aucun moyen, le malade maigrit et son état général s'altère profondément. S'il n'y a pas de lésion des sommets en évolution, la maladie peut cependant rétrocéder et guérir. Mais si elle a éclaté chez un tuberculeux avéré, en général elle donne

3

à la lésion antérieure un coup de fouet qui en aggrave la marche.

On a décrit des formes *chroniques* de spléno-pneumonie, et, en dépit des apparences, toutes ces formes chroniques ne sont pas tuberculeuses. Caussade a rapporté un cas qui se prolongea plus de trois mois et simula la tuberculose ; Rénon, Ducatillon ont recueilli des cas analogues. Dans tous ces cas, l'examen des crachats montre la présence de pneumocoques et l'absence de bacilles de Koch ; il ne s'agissait pas de spléno-pneumonie tuberculeuse, il n'y avait aucun signe du côté des sommets, et les malades ont parfaitement guéri.

L'aspect clinique de la spléno-pneumonie est donc très variable malgré que les grandes lignes du tableau soient toujours les mêmes.

CHAPITRE IV

ETIOLOGIE

La spléno-pneumonie n'est pas une maladie très fréquente. Elle s'observe surtout chez l'adulte et beaucoup plus souvent chez l'homme que chez la femme. D'après la statistique de Queyrat, sur vingt-sept cas, vingt-trois se sont produits chez des hommes. Chez l'enfant, la spléno-pneumonie est plutôt rare et est souvent de nature tuberculeuse.

Le poumon gauche est beaucoup plus souvent atteint que le droit (également vingt-trois fois sur vingt-sept d'après Queyrat).

La spléno-pneumonie est *primitive* ou *secondaire*.

Primitive, elle paraît être le plus souvent causée par un refroidissement, mais il est probable que ce refroidissement ne joue que le rôle d'une cause occasionnelle.

Secondaire, elle s'observe tout d'abord et surtout dans la grippe (Faisans, Lemoine, Makereel, etc.). On l'a signalée aussi dans la fièvre typhoïde (Bouicli, Auché et Carrière, Bruneau, Hurriez, etc.), dans le paludisme, dans la pneumonie (côté opposé à celui de la pneumonie), dans le diabète, dans l'albuminurie et, enfin, dans la tuberculose.

En étudiant dans un instant la bactériologie de la spléno-pneumonie, nous verrons que toute cette étiologie peut se résumer en deux termes : infection pneumococcique primitive ou secondaire d'une part, infection tuberculeuse d'autre part.

CHAPITRE V

BACTÉRIOLOGIE. — ANATOMIE PATHOLOGIQUE

L'étude bactériologique de la spléno-pneumonie laisse encore beaucoup à désirer. Les microbes les plus divers ont été rencontrés: Auché et Carrière ont isolé du staphylocoque dans une spléno-pneumonie d'origine typhique ; Chantemesse a reconnu des diplocoques qu'il croit différents du pneumocoque ; Delpeuch, Alfaro, Carrière ont trouvé du pneumocoque : Picot a eu plusieurs résultats négatifs, mais, quand il a eu des résultats positifs, il a toujours trouvé du pneumocoque.

M. le professeur Grasset avait pensé que la spléno-pneumonie pourrait être, comme les congestions de Woillez et de Potain, une *manifestation pneumococcique atténuée*. Mais les recherches de Caussade, qui a trouvé du pneumocoque virulent pendant toute la durée d'une spléno-pneumonie, ne confirment pas cette manière de voir.

Si la bactériologie de la spléno-pneumonie primitive est hésitante, celle de la spléno-pneumonie secondaire l'est tout autant. Quel est le rôle exact du bacille de Pfeiffer ou du bacille d'Eberth dans les spléno-pneumonies

grippales ou éberthiennes ? Ces bacilles suffisent-ils à
déterminer la maladie ou sont-ils associés avec le pneu
mocoque ? Pourquoi l'infection pulmonaire par le pneumocoque ou par tout autre microbe se traduit-elle par
ce tableau si particulier et si différent de celui que les
mêmes germes donnent dans d'autres circonstances ?
Autant de questions qu'il faut laisser sans réponse.

Il semble que l'on puisse admettre en gros que, quand
la spléno-pneumonie n'est pas tuberculeuse, elle est
pneumococcique. Mais cette formule est trop absolue et
encore insuffisamment prouvée.

L'étude anatomo-pathologique aurait pu aider à résou-
dre ce problème. Mais la rareté des autopsies,   la
spléno-pneumonie étant rarement mortelle, — fait que
cette anatomie pathologique elle-même est encore bien
peu précise. Grancher, qui a autopsié quelques cas de
spléno-pneumonie tuberculeuse, pensait que la lésion
principale est le gonflement des cellules de revêtement
alvéolaire et leur desquamation, accompagnée d'un
exsudat séro-albumineux abondant ; il y a, en outre, une
altération marquée des bronchioles par des sécrétions mu-
queuses ou muco-purulentes et de l'infiltration œdéma-
teuse du tissu conjonctif périlobulaire.

Les autopsies sont encore plus rares dans les spléno-
pneumonies primitives. Une autopsie de Bouicli, faite
chez un malade ayant succombé à une spléno-pneumonie
typhique, a montré des lésions très marquées de spléni-
sation ; il n'y avait pas de liquide dans la cavité pleurale
et le poumon gauche était absolument solidifié et compact.
L'examen microscopique montra une congestion pulmonaire intense.

Une autre autopsie, faite par Chantemesse, a montré
des lésions un peu différentes. Mais il s'agissait d'un cas

d'atélectasie pulmonaire chronique chez une vieille femme, qui n'était pas à proprement parler une spléno-pneumonie, bien que les signes cliniques eussent été analogues.

Le fait qui ressort le plus nettement de cette étude est que, dans la spléno-pneumonie, on trouve de la conges-tion pulmonaire très marquée. Mais les faits que nous possédons ne sont pas encore assez nombreux pour nous permettre de formuler des conclusions précises.

CHAPITRE VI

TRAITEMENT

Nous nous attarderons peu sur ce traitement qui est extrêmement simple et identique à celui de la congestion pulmonaire. Il se borne à la révulsion faite sur le côté malade par des cataplasmes sinapisés et à l'administration d'une médication décongestionnante (ipéca). Si le point de côté est très violent, on peut avoir recours aux ventouses scarifiées ou à une injection de morphine. Dans les cas où la dyspnée est prédominante, le malade se trouvera bien de l'application de ventouses sèches. Plus tard, lorsque la fièvre sera tombée, on pourra recourir à la teinture d'iode ou, dans les formes chroniques, aux pointes de feu.

La convalescence devra être tout particulièrement surveillée, car beaucoup de ces malades sont des tuberculeux en puissance. Un régime tonique, un séjour prolongé à la campagne, une médication stimulante (arsenic) sont indiqués. Il faudra, en outre, surveiller de près l'état des sommets.

CONCLUSIONS

I. La spléno-pneumonie de Grancher est un type morbide assez net pour mériter de rester individualisée. Elle occupe une place à part entre la congestion pleuro-pulmonaire et la pleurésie.

II. Elle peut être primitive ou secondaire. Dans le premier cas, elle succède à un refroidissement Dans le deuxième cas, elle complique soit une grippe, soit une fièvre typhoïde, soit une tuberculose, etc. Au point.de vue bactériologique, elle paraît relever soit du pneumocoque, soit du bacille de Koch.

III. La symptomatologie est celle de l'épanchement pleural : matité, souffle, égophonie, pectoriloquie. Mais il existe quelques signes de présomption qui lui sont propres : absence de déviation sternale, persistance de la zone de Traube, crépitations fines à la toux, etc.

IV. Le diagnostic est difficile par les seuls moyens cliniques. Mais la ponction exploratrice permet d'être très rapidement fixé.

V. Le pronostic est bon, sauf lorsqu'il s'agit de spléno-pneumonie tuberculeuse. Même celle-ci peut guérir, toutefois lorsqu'elle n'est que la première manifestation d'une tuberculose encore latente.

VI. Le traitement est celui de toutes les congestions pulmonaires.

BIBLIOGRAPHIE

ALFARO. -- Inf. anomales de los organ. respiratorios. Buenos-Ayres, 1892.

ARTIGALAS. — Séméiologie de l'aire de Traube. 1889.

AUGRÉ et CARRIÈRE -- Spléno-pneumonie typhique. Soc. méd., Bordeaux, 1897.

BARTH. -- De la spléno-pneumonie. Gaz. des hôp., 1890.

BERTHIER. — Cong. pulm active pseudo-pleurétique. Rev. de méd., 1891.

BRANDHENDLER (M.). — Spléno-pneumonie chez l'enfant. Th. de Paris, 1890.

BRUNEAU. — Complic. pleuro-pulm. de la fièvre typh. Th. de Paris, 1893.

BOUICLI. — Spléno-pneumonie typhique. Ann. méd. romaines, 1896.

BOURDEL. — De la spléno-pneumonie. Th. de Paris, 1886.

CAUSSADE. — Bactériol. de la spléno-pneumonie. Soc. méd. des hôp., 1899.

CHANTEMESSE et WIDAL. — Arch. de physiol., 1887.

CHÉRON. — Spléno-pneumonie. Union méd., 1889.

DESDOUITS. — Spléno pneumonie. Th. de Montpellier. 1902.

DE VIVILLE. - Union méd., 1889, n° 39.

DREYFUS-BRISAC. — Gaz. hebd., 1886.

DUBREUILH. — Rev. de méd., 1885, p. 35.

DUCATILLON. — Spléno-pneumonie prol. Th. de Lille, 1908.

FAISANS. - Bull. méd., 6 juill. 1892.

FLORAND. — Deux cas de spléno-pneumonie. Méd. mod., 1892.

FUSTER. — Monographie de l'aff. catarrhale.

GALLOIS. -- Spléno-pneumonie. Bull. méd., 1904.

GRANCHER. — Mal. de l'app. resp., 1890, p. 492.

— Bull. et Mém. Soc. méd. des hôp., 1884.

— Bull. méd., 1888.

— Technique de la percussion, 1883-1884.

GRASSET. - Leçons de clinique méd.

— Dict. encyclop. des sc. méd. Article sur les « fluxions ».

HOUTANG. — Rev. de méd., 1886.

HURHIEZ. — Thèse de Lille, 1901.

JACCOUD. -- Clin. de la Pitié. 1883.

JOFFROY. — Diff. formes de la br.-pneum. Th. d'agrég., 1880.

LAENNEC. — Traité de l'auscultation, 1879.

LE GENDRE. - Spléno pneumonie. Union méd., 1886.

LESPINASSE. — Un cas de spléno-pneumonie. Gaz. des hôp. de Bordeaux, 1889.

MAKEREEL. — Cong. et spl.-pneumonie grippale. Th de Lille, 1898

MANOIUREA. — Spléno-pneumonie. Bucuresci, 1891.

MÉRY et BABONNEIX — Art. « spl -pneumonie » in Gilbert et Thoinot.

MOSNY. - Spléno-pneumonie et pleurésie séro-fibrineuse.

PELON. - Gaz des hôp., 1898.

-- Soc. méd. des hôp., 24 mai 1907.

PEYRONNET. - Contrib. à l'étude de la spl.-pneumonie. Th. de Montpellier, 1907.

PEYROT. Etude sur la pleurotomie. Th. de Paris, 1876

PICOT. — Spléno-pneumonie. Bull. méd., 1902.

PITRES. — Soc. anat. et physiol. de Bordeaux, 1882, p. 201.

105

POTAIN. — Fluxion pleuro-pulm. Congrès de Rouen, 1883.

QUEYRAT. — De la cong. pulm. Rev. de méd., 1885.

— Deux cas de spl.-pneumonie. Rev. de méd., 1886.

-- La spléno-pneumonie. Gaz. des hôp., 1892.

RÉNON. — Des cong. pulm. La Clinique, 1907.

ROMMELAERE. — De l'atélectasie pulm. Bruxelles, 1881.

SERRAUD. -- Thèse de Paris, 1878.

VERLIAC. — Diagn des épanchements pleurétiques chez l'enfant. Th. de Paris, 1865.

WAÏTZ. — Spléno-pneumonie. Th. de Paris, 1897.

WOILLEZ. --- Mal. aiguës de l'app. resp., 1872.

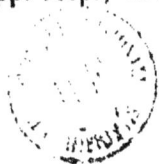

SERMENT

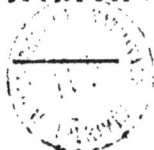

En présence des Maîtres de cette Ecole, de mes chers condisciples, et devant l'effigie d'Hippocrate, je promets et je jure, au nom de l'Etre suprême, d'être fidèle aux lois de l'honneur et de la probité dans l'exercice de la Médecine. Je donnerai mes soins gratuits à l'indigent, et n'exigerai jamais un salaire au-dessus de mon travail. Admis dans l'intérieur des maisons, mes yeux ne verront pas ce qui s'y passe ; ma langue taira les secrets qui me seront confiés, et mon état ne servira pas à corrompre les mœurs ni à favoriser le crime. Respectueux et reconnaissant envers mes Maîtres, je rendrai à leurs enfants l'instruction que j'ai reçue de leurs pères.

Que les hommes m'accordent leur estime si je suis fidèle à mes promesses ! Que je sois couvert d'opprobre et méprisé de mes confrères si j'y manque !

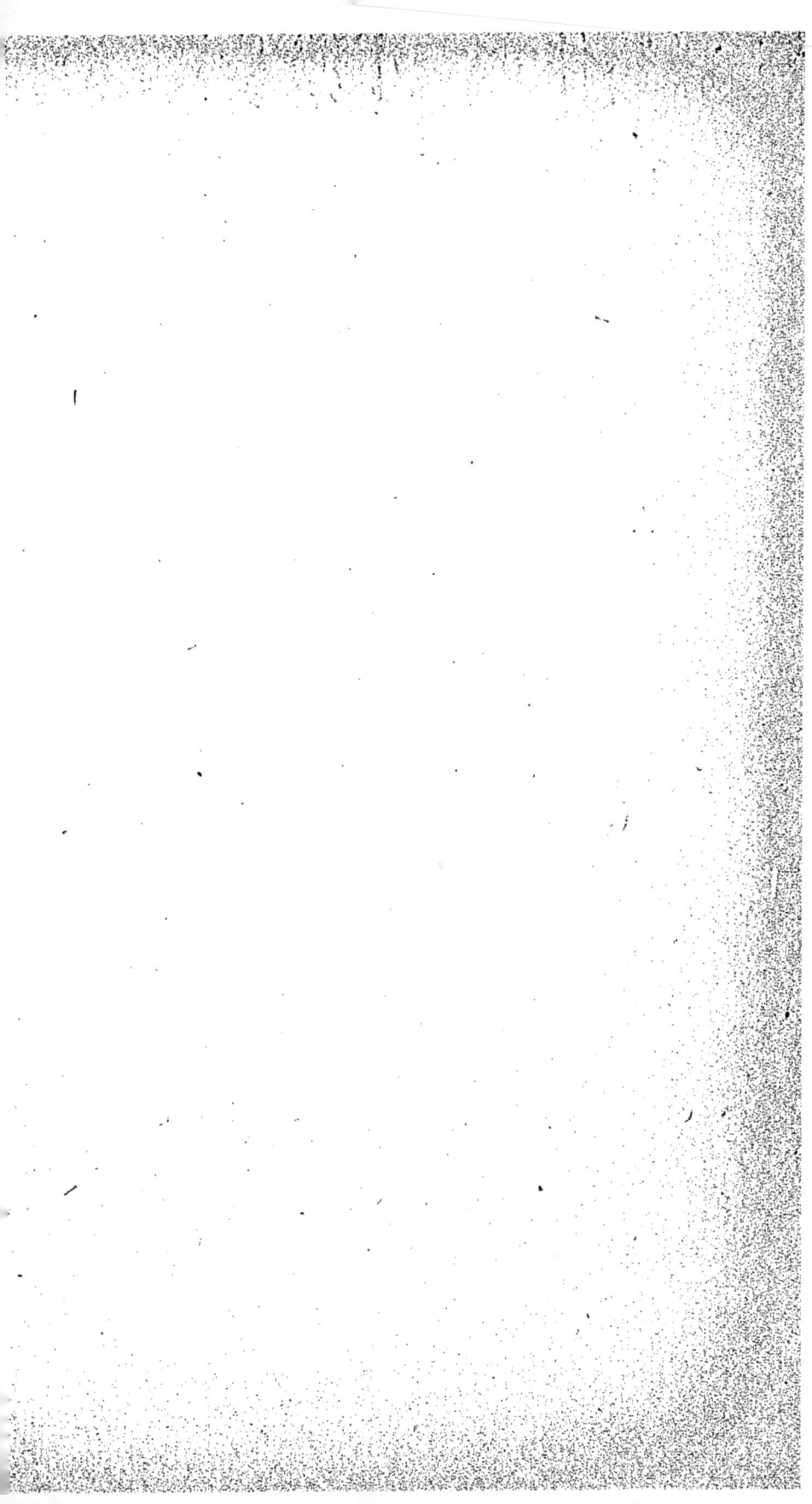